Bibliothèque historique de la France Médicale

L'Épicier du mystère de la Passion publié par Achille Jubinal

PAR

le Dr Paul DORVEAUX

Bibliothécaire en chef à l'École supérieure de Pharmacie de Paris

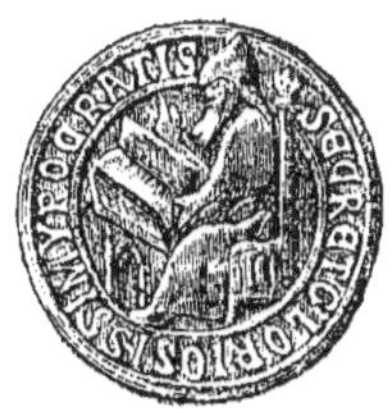

PARIS

HONORÉ CHAMPION

5, QUAI MALAQUAIS, 5

1911

Bibliothèque historique de la France Médicale

L'Épicier du mystère de la Passion publié par Achille Jubinal

PAR

le Dr Paul DORVEAUX

Bibliothécaire en chef à l'École supérieure de Pharmacie de Paris

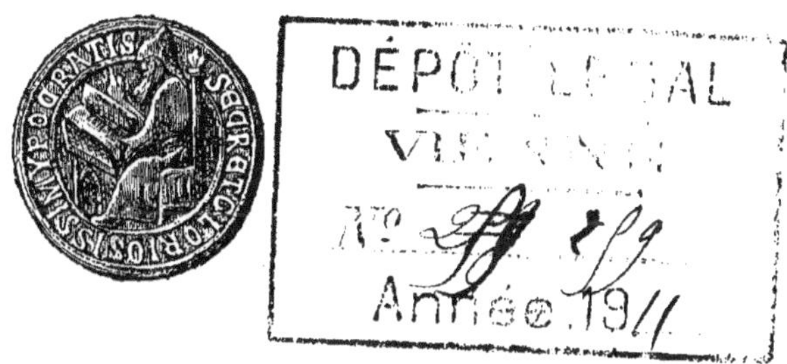

PARIS

HONORÉ CHAMPION

5, QUAI MALAQUAIS, 5

—

1911

N° 25

Bibliothèque historique de la France Médicale

Ont paru :

1. **L'École de santé de Paris (1794-1809)**, par A. Prévost, *rédacteur au secrétariat de la faculté de médecine de Paris*, in-8.
2. **Guy Crescent Fagon (1638 1718**, par le Dr A. Corlieu, *bibliothécaire honoraire de la Faculté de Paris, lauréat de l'Institut*, in-8.
3. **Un médecin de cour. Charles Delorme (1548-1678**, par le Dr Eugène Beluze.
4. **L'Eglise Saint-Côme et le Collège de Chirurgie**, par le Dr A. Corlieu, in-8.
5. **Un amphithéâtre de dissection à Alençon en 1660**, par Louis Duval, *archiviste du département de l'Orne*, in-8.
6. **Les médecins de Paris de 1792 à 1794** par le Dr A. Corlieu, in-8.
7. **Notes bibliographiques sur quelques médecins et chirurgiens de la Haute-Auvergne sous l'ancien Régime**, par le Dr Louis de Ribier, *membre de la Société « la Haute-Auvergne » et de la « Société française d'histoire de la médecine », membre correspondant de l'Académie de Clermont-Ferrand*, in-8.
8. **Les anciens médecins arméniens diplômés des Universités d'Italie (1700-1840**, par le Dr Vahram Torkomian, *membre de la « Société française d'histoire de la médecine »*, in-8.
9. **La Dissection : notice historique**, par le Dr J. Regnault, *médecin de la marine*, in-8.
10. **Du rôle de l'anatomie dans l'art**, par le Dr Paul Richer, *professeur d'anatomie à l'École des Beaux-Arts, membre de l'Académie de Médecine*, in-8.
11. **Vieux médecins mayennais**, par Paul Delaunay, *interne des hôpitaux*, in-8.
12. **Obstétrique des anciens Hébreux**, *d'après la Bible, les Talmuds et les autres sources rabbiniques, comparée avec la tocologie gréco-romaine*, par le Dr Schapiro, *ancien élève de l'Ecole des langues orientales*, in-8.
13. **Les anoblis de l'Empire**, *médecins et chirurgiens*, par le Dr Louis de Ribier, in-8.
14. **Vieux médecins sarthois**, par le Dr Paul Delaunay, *ancien interne des hôpitaux de Paris*, in-8.
15. **Les Anoblis des Ducs de Lorraine**, *médecins et chirurgiens*, par P. Pillement (de Nancy).
16. **Les Apothicaires de Metz. Leurs statuts**, par le Dr Paul Dorveaux, *bibliothécaire de l'Ecole de pharmacie de Paris*.
17. **La médecine dans l'Ancienne Auvergne. Notes et Documents**, par le Dr L. de Ribier.
18. **Le médecin inspecteur Chauvel. Notice biographique**, par le Dr Bergounioux, *médecin principal*.
19. **Une lettre ophtalmologique de Woolhouse (1650-1730), oculiste de Jacques II d'Angleterre, à E.-F. Geoffroy (1672-1731)**, *de l'Académie des Sciences*, par le Dr Albert Terson.
20. **La famille médicale des de Jussieu et les Thèses d'Antoine Laurent**, par le D^r Ed. Bonnet.
21. **Un manuscrit de Jacques Despars**, par le Dr Ernest Wickersheimer.
22. **Le culte d'Esculape dans l'Afrique romaine**, par le Dr Raymond Neveu.
23. **Droits de courtage établis à Paris au XVe siècle sur quelques marchandises d'épicerie. Documents inédits**, par le Dr Paul Dorveaux.
24. **La Crèche Saint-Gervais (11 mai 1846-15 juin 1867)**, par Eugène Beluze.
25. **L'épicier du mystère de la Passion, publié par Achille Jubinal**, par le Dr Paul Dorveaux.
26. **Le sucre au moyen-âge**, par le Dr Paul Dorveaux.
27. **L'enseignement des sages-femmes en Touraine**, par le Dr Dubreuil-Chambardel.

Poitiers. — Imp. BLAIS et ROY.

L'Épicier du mystère de la Passion
publié par Achille Jubinal.

Les pièces de théâtre qui faisaient les délices de nos pères au xvᵉ siècle étaient la *farce*, la *sotie*, la *moralité* et le *mystère*. La *farce*, sorte de petite comédie facétieuse, s'appelait *sotie*, lorsque ses personnages étaient des sots, c'est-à-dire des fous. La *moralité* consistait en poèmes dramatiques où l'allégorie et le comique abondaient. Enfin le *mystère*, généralement en vers de huit syllabes, roulait uniquement sur des sujets religieux ; de même que la moralité, il contenait souvent un élément comique et même satirique.

Le sujet le plus souvent traité par les auteurs de mystères était la *Passion de Notre Seigneur*. Parmi les nombreuses pièces qui portent ce titre, celle qu'Achille Jubinal a publiée en 1837 (1) contient deux scènes à la fois amusantes et instructives, dont voici le résumé :

Jésus étant descendu de la croix, il s'agit de l'ensevelir, et, pour ce faire, deux choses sont nécessaires : « un bon suaire » et un « bon oignement » (2).

Pour le suaire, Joseph d'Arimathie, qui le veut de « beaulz draps neufs de soye », s'adresse à un personnage du mystère, « le mercier ». Celui-ci, après avoir

---

(1) *Mystères inédits du quinzième siècle*, publiés pour la première fois par Achille Jubinal, t. II, pp. 139-311, Paris, 1837. L'original de ces *Mystères* se trouve à la Bibliothèque Ste-Geneviève (Ms. 1131, Y. f. 10, in-folio).

(2) Chez les Juifs, « on oignait d'huile parfumée le cadavre des morts. Au matin de la résurrection, les saintes femmes vinrent au sépulcre avec l'intention d'oindre le corps de Jésus. » (*Dictionnaire de la Bible*, par M. Vigouroux, t. IV, p. 1811. Paris, 1908.)

fait la nomenclature de tous les articles que l'on trouve dans sa boutique, offre un drap qu'il prise fortement, « un sydoine (3) ; mais il est vers ». Joseph accepte le précieux « sydoine », bien qu'il soit vert, et il en demande le prix. Le mercier, sachant que c'est « pour le prophète ensevelir », refuse tout payement : il fait ainsi preuve d'une « bonne dévocion » et d'un grand désintéressement.

Tout autre est la conduite de « l'espicier » chez qui les saintes femmes vont acheter l' « oignement » qui doit servir à oindre le corps de Jésus. De même que le mercier, il commence par faire l'article en énumérant tous les produits qui se trouvent dans son officine ; puis il vante son « oignement » qu'il déclare « moult précieux » et doué de toutes sortes de vertus extraordinaires. Magdeleine a hâte d'en prendre possession ; aussi ne songe-t-elle nullement à le marchander. Mais « l'espicier », qui n'est pas curieux, lui demande ce qu'elle veut en faire ; même il promet de le vendre bon marché. Apprenant que c'est pour oindre le corps de Jésus, il en fixe le prix à vingt livres tournois, ce qui représente une somme énorme. Magdeleine ne trouve pas que ce soit trop cher : elle paye sans aucune observation.

Cette scène amusante est à la fois instructive, parce qu'elle contient l'énumération des produits que l'on trouvait chez les épiciers au xv⁰ siècle ; c'est ce qui m'a

---

(3) *Sydoine, sidoine,* nom d'une étoffe très fine qui, dans la littérature religieuse du moyen âge, est employée surtout pour servir de suaire à Jésus ; d'où les lexicographes ont donné *suaire* comme synonyme de *sidoine.* Pour Du Cange, *sidoine* vient du latin *sindon,* qui est la transcription du grec σινδών, « fin tissu de lin à l'usage des Indiens », dit le *Dictionnaire grec-français* de BAILLY. Je rappelle en passant que, dans l'antiquité, la ville de Sidon, en Phénicie, était réputée pour la délicatesse de ses toiles de fin lin.

décidé à la reproduire. Je ferai remarquer, en terminant, que cette énumération diffère de celle que j'ai publiée dernièrement (4): on y trouve un certain nombre d'articles nouveaux, tels que grenades, cubèbes, noix confites, sucre violat, gruau, persil de Macédoine, baies de laurier, musc, orcanette, eau rose, huile d'olives, encre, etc.

P. Dorveaux.

MARIA SALOMÉ.

Cil (5) qui toutes nous soustenoit
Et qui avoit toute bonté,
Est mort, dont j'ay le cuer monté,
Dolent et mat et courroucié.

MARIA MAGDALAINE.

En tout plain de lieus l'ont blecié
Juifz par leur forcenerie (6).
Or alon en l'espicerie
Oignement pour ly oindre prendre.

MARIA JACOBI.

Ma très doulce conpaigne tendre,
Je m'acort à vostre vouloir.
Juifz félon, Diex vous maudie ;
Sa mort me fait toute douloir (7).

MARIA SALOMÉ.

Je m'ottry (8), bien doulce Marie,
A ce faire que dit avez.
Assez d'onneur de bien savez :
Pour Dieu bon oignement prenez.

---

(4) Cf. Droits de courtage établis à Paris, au XV⁰ siècle, sur quelques marchandises d'épicerie, par P. Dorveaux (la France médicale, 1910, p. 164).

(5) Cil, celui. Celui qui nous soutenait toutes, c'est Jésus.

(6) Les Juifs forcenés ont couvert Jésus de blessures.

(7) Sa mort me cause beaucoup de douleur.

(8) Je m'ottry, je consens.

*

MAGDALAINE.

Mes conpaignes, or en venez,
Car quant chiez l'espicier serons,
Tel oignement acheterons
Se le trouvons qui bon sera.

En parlant à l'espicier.
Dieu qui le monde jugera,
Sire, sy **vous** vueille garder.

L'ESPICIER.

Et Dieu vous vueille regarder
En pitié toutes .III. ensemble.
Courrouciées estes, se me semble,
Et sy me semblez bonnes dames
Toutes .III. et bien preudefames.
Je croy qu'au cuer avez mesaise :
Se j'ay nulle rien qui vous plaise,
Dictes le moy ; vous en arez
Sy on marchié que vous vourrez
Ne demander ne requérir.

MAGDALAINE.

Nous venons tel chose quérir
Dont je croy qu'avez à planté (9).

L'ESPICIER.

Dame, se Dieu me doint sancté,
Ma marchandise deviser
Vous vueil qui fait à priser (10) ;
Et puis après sy en pourrez
Acheter ce que vous vourrez.
J'ay poivre, gingenbre et canelle,
Poudre de saffran bien nouvelle,
Nois muguettes, pomes garnates (11),
Girofle, citoual et dates (12),

(9) *A planté*, abondamment, en grande quantité.
(10) Dame, si Dieu me donne santé, je veux vous détailler ma
marchandise, laquelle mérite d'être appréciée.
(11) Noix muscades, grenades.
(12) Clous de girofle, zédoaire et dattes.

Garingal, folion, penites (13),
Cubèbes, rasis (14), nois confytes ;
J'ay gingenbrat et pignolat,
J'ay trop bon sucre violat,
J'ay grosse et grele dragie (15)
De gироufle et d'anis glagie (16),
Poivre lonc, commin, reguelice (17),
Amendes, ris et verdegrice (18) ;
J'ay gruel c'on n'a pas pillé (19),
Coton batu (20), coton fillé ;
J'ay sire jaune et sire vierge,
. . . . (21)
J'ay du persin massidoine (22) ;
Je fineroye bien d'un siroine (23) :

---

(13) Galanga, *folium*, pénides.

(14) *Rasis, unguentum album Rasis*, onguent blanc de Rasès appelé vulgairement *blanc-raisin*. *Rasis* est une faute pour *masis* (macis), parce qu'il est inadmissible que « l'espicier » introduise un onguent au milieu de ses épices les plus fines.

(15) J'ai de grosses et de petites dragées.

(16) *Glagie* est probablement un mot mal lu, qui se trouve bien dans le manuscrit de la Bibliothèque Ste-Geneviève (fol. 113, r°).

(17) Poivre long, cumin, réglisse.

(18) Amandes, riz et vert-de-gris. *Verdegrice*, dont l'orthographe est *vert de Grice*, c'est le vert de Grèce.

(19) J'ai gruau qu'on n'a pas pilé.

(20) Coton battu. Il est appelé « cotton à filer » dans les *Droits de courtage* que j'ai publiés dernièrement (*la France médicale*, 1910, p. 166). Pour Pierre POMET (*Histoire générale des drogues*, 1re partie, p. 238 vj. Paris, 1694), c'est le « coton en laine, c'est-à-dire, tel qu'il sort de la coque, d'où on a seulement retiré les graines ». Pierre BELON a narré dans ses *Observations de plusieurs singularitez trouvées en Grèce, Asie* (livre II, chap. XCI, Paris et Anvers, 1555), la façon dont à Damas on « mondoit le coton, le séparant de sa semence ».

(21) Le copiste distrait a omis un vers rimant avec *vierge*.

(22) J'ai du persil de Macédoine (*Athamanta macedonica* Spr.). « Macidoyne, c'est persil que on appelle altrement alexandrin », dit l'*Arbolayre* (fol. 150 r°, chap. MACIDOYNE).

(23) Je me déferais bien d'un céroène (*emplastrum ceroneum*). « Cet emplâtre, dit Nicolas LEMERY (*Pharmacopée universelle*, Paris, 1697, p. 1009), a pris son nom de la cire et du safran qui y entrent ; c'est aussi d'où vient le mot de *ciroène*, nom que le vulgaire donne aux emplâtres qui fortifient. »

J'ay bon candit gros et brisé (24),
Et graine de paradis é,
Sucre dur pour faire claré (25),
Gingembre blanc confit, paré ;
J'ay poudre pour bon pigment (26) faire,
Et ay seens bon laictuaire (27) ;
J'ay poudre de sucre à cassons (28),
Et alun plus cler que glassons ;
J'ay encens, gales, baie noire (29),
Que je achetay en ceste foire,
Et ay de bon mugueliet (30)
Qui en ceste boite sy est ;
J'ay blanc de flour (31) et roige mine (32)
Et aultre arquenete (33) fine ;

---

(24) J'ai de bon sucre candi, entier et brisé.

(25) Le *claré* était un vin épicé dans lequel il entrait de la cannelle, du gingembre, des clous de girofle, de la graine de paradis et de la muscade. On l'édulcorait avec du sucre ou avec du miel.

(26) Dans le manuscrit (fol. 113 r°) et dans l'imprimé (p. 300), il y a *pignement*, au lieu de *pigment*, ce qui rend le vers faux. Le *pigment* ou *piment* était, disent les lexicographes contemporains, « une boisson composée de miel et d'épices ». Pour Jean CORBICHON, traducteur de Barthélemi l'Anglais (*le Grand propriétaire de toutes choses*, Paris, 1556, fol. ccvij, r°), « tout breuvage fait d'espices en général est appelé pigment, soit claré ou ypocras ou autre breuvage ».

(27) Et j'ai céans de bons électuaires.

(28) *Cassons*, d'où est venu *cassonade*, est écrit *quassons* dans les *Droits de courtage* déjà cités (*France médicale*, 1910, p. 165).

(29) J'ai encens, noix de galles, baie noire. *Baie noire*, c'est la baie de laurier.

(30) *Mugueliet*, musc.

(31) *Blanc de flour* est probablement une faute pour *blanc de plom*. Le *blanc de plomb*, c'est la *céruse*.

(32) Rouge mine, c'est le minium (Cf. *France médicale*, 1910, p. 165).

(33) *Arquenete*, orcanette. « La racine d'orcanette est fournie par l'*Alkanna tinctoria* Tausch (*Anchusa tinctoria* L.), plante vivace de la région méditerranéenne... Plusieurs autres plantes de la famille des Borraginées sont pourvues de racines rouges qu'on peut substituer à celles de l'orcanette : telles sont dans le midi de la France l'*Onosma echioides* L. et en Orient l'*Arnebia tinctoria* Forsk. (*Lithospermum tinctorium* Vahl). » (G. PLANCHON et

J'ay vermeillon et tainture inde (34),
Figues et raisin de Corinde ;
J'ay yaue rose et oille d'olive
Autant comme espicier qui vive
J'ay brésil, miel et errement (35),
Et de quoy on fait oignement,
Plusieurs herbes, bonnes espices,
Car je me cognois bien en yces (36)
Qui sont sus ces sachiez escriptes.
Se rien (37) voulez, sy le me dictes :
J'ay encor moult de bonnes choses
En ces .III. boestes qui sont closes.
C'est oignement moult précieux
Qui est moult bon et glorieulx
A plaies garir et blessure,
A gens malades et coupure,
A desdouloir ceulz qui se deulent (38),
Se bien oingdre le corps se veullent
Fait est de mirre et d'aloé (39),
.I. oignement bon et loé,
Nul ne s'en oingt gary ne soit (40)
De quelque mehain que ce soit ;
Se cil vous plaist sy l'achetez.

MAGDALAINE.

Sire, devant nous nous metez
Ce très précieux oignement,

E. COLLIN, *les Drogues simples d'origine végétale*, t. 1, p. 644, Paris, 1895). *Orcanette* vient de *arcanette*, dérivé de *arcanne*, dont l'origine est *alcanne*. Cf. *Dictionnaire général de la langue française* par HATZFELD, DARMESTETER et Antoine THOMAS.

(34) J'ai vermillon et indigo.

(35) J'ai du bois de brésil, du miel et de l'encre. *Errement* ou *arrement*, c'est l'*atramentum* des Latins.

(36) *Yces, ices,* ces. Car je me connais bien en ces choses (herbes et épices), qui sont écrites sur ces sachets.

(37) *Rien,* quelque chose.

(38) **A** enlever les douleurs de ceux qui souffrent.

(39) *Aloé,* bois d'aloès.

(40) Nul ne s'en oint qu'il ne soit guéri de quelque blessure que ce soit.

Car c'est quanque je demant (41).
Trouvé avons ce que querons :
Vendez le, sy l'emporterons
Quant paié de l'argent serez.

L'ESPICIER.

Dictes moy que vous en ferez
Et bon marchié vous en feray.

MAGDALAINE.

Maintenant le vous compteray (42).
Quant de vous nous départirons,
Droit à ce monument yrons :
Sy oingdron de Jhesu le corps.

L'ESPICIER.

Dame, par l'ame de ce corps,
Se l'oignement voulez avoir,
Vous me donrez de vostre avoir
De bons petis tournois .XX. livres.

MAGDALAINE.

Or faictes qui nous soit delivres :
Veez vous ci l'argent tout compté.
L'oignement où a tant de bonté,
Voulons avoir tout maintenant.

L'ESPICIER.

Paié sui, bien est avenant
Que l'oignement vous soit livré,
Dame ; et tantost délivré
Sera, plus ne le retenray.
Ceste grosse boeste penray ;
Dame, vostre main me tendez :
Veci quanque vous atendez.
Je la vous baille, or la prenez.
Et vous, dame, ceste tenez.
Elle est moult fine et moult bonne,
Tenez, je la vous abandonne.

(41) Car c'est tout ce que je demande.
(42) Maintenant je vous le conterai.

Ceste cy, dame, vous arez ;
Bien sçay que bon gré m'en sarez.
Or allez à la sépulture
Où Joseph a mis la figure
De Jhesu, et vous confortez,
Je vous creant (43), vous emportez
Bon oignement et précieux.

---

(43) Je vous garantis.

INDEX

Poitiers. — Imp. BLAIS et ROY, 7, rue Victor-Hugo.